Shilpa Khandare
Parveen Dastoor
Tushar Palekar

Eficácia da terapia de movimento induzido por esforço

Shilpa Khandare
Parveen Dastoor
Tushar Palekar

Eficácia da terapia de movimento induzido por esforço

Comparação entre o efeito da CIMT e da terapia com espelho na função da mão em acidente vascular cerebral

ScienciaScripts

Imprint
Any brand names and product names mentioned in this book are subject to trademark, brand or patent protection and are trademarks or registered trademarks of their respective holders. The use of brand names, product names, common names, trade names, product descriptions etc. even without a particular marking in this work is in no way to be construed to mean that such names may be regarded as unrestricted in respect of trademark and brand protection legislation and could thus be used by anyone.

Cover image: www.ingimage.com

Este livro é uma tradução do original publicado sob ISBN 978-620-2-51745-4.

Publisher:
Sciencia Scripts
is a trademark of
International Book Market Service Ltd., member of OmniScriptum Publishing Group
17 Meldrum Street, Beau Bassin 71504, Mauritius
Printed at: see last page
ISBN: 978-620-0-85342-4

Conteúdo

INTRODUÇÃO

Ataque Cerebral ou Acidente Vascular Cerebral (AVC) é definido como um início agudo de disfunções neurológicas devido a uma anormalidade na circulação cerebral com sinais e sintomas resultantes que correspondem ao envolvimento de áreas focais do cérebro. Além disso, os sintomas devem durar 24 horas ou mais. Esta definição inclui infarto cerebral e hemorragia cerebral espontânea, mas exclui Ataque Isquémico Transitório (AIT) e AVC causado por tumor, trauma e hemorragia subdural.

As deficiências primárias comumente observadas após um acidente vascular cerebral são as sensações de dificuldade, dor, alterações visuais, disfunções motoras, disfunções de controle e equilíbrio postural, disfunções de fala e linguagem, defeitos de percepção e cognição e disfunções da bexiga e intestino. [2]

De acordo com uma pesquisa feita em 2011 pelo The Kings College, Londres a taxa de prevalência de derrame cerebral na Índia urbana foi de 1,9%, e em locais rurais na Índia foi de 1,1%. Esta prevalência foi muito inferior à da China (9%) e da América Latina (6%). Mas a proporção de sobreviventes de acidente vascular cerebral que precisam de cuidados é maior na Índia (73%). [3]

Após a doença cardíaca congênita (DC) e o câncer de todos os tipos, o AVC é a terceira principal causa de morte em todo o mundo. No entanto, ao contrário dos caucasianos, os asiáticos têm uma baixa taxa de CHD e uma maior prevalência de AVC. [4] Entre os asiáticos, o número de pessoas que morreram de acidente vascular cerebral foi três vezes maior do que o das CHD. [5, 6, 7] As taxas de incidência de enfarte cerebral e hemorragia intracerebral foram mais elevadas entre os homens, enquanto a taxa de hemorragia subaracnoidal foi mais elevada entre as mulheres, embora esta diferença não tenha sido estatisticamente significativa. A incidência de AVC aumenta drasticamente com a idade, duplicando a cada década após os 55 anos de idade8.

As disfunções motoras são um dos principais fatores que incapacitam uma pessoa a desempenhar um papel valioso em suas atividades da vida diária. Após o AVC, muitos indivíduos têm disfunções motoras unilaterais crônicas no extremo superior que limitam severamente seu controle de movimento funcional9 e entre as disfunções motoras as funções da mão permanecem uma agonia não resolvida para muitos sobreviventes de AVC, mesmo depois de muitos anos.

Agarrar, segurar e manipular objetos são funções diárias que permanecem deficientes em 55% a 75% dos pacientes de 3 a 6 meses após o AVC. Quase a recuperação funcional completa foi documentada em apenas 5% a 20% dos sobreviventes do AVC. [10] Enquanto restaura o controle voluntário dos movimentos de alcance e de preensão, 60% dos sobreviventes de acidente vascular cerebral continuam com incapacidade significativa na extremidade superior (UE) após 6 meses. [11, 12] Aproximadamente metade dos sobreviventes de acidentes vasculares cerebrais fica com grandes problemas funcionais na mão e no braço. [13]

Aos seis meses após o AVC, até 66% dos sobreviventes de AVC não têm controle funcional da extremidade superior afetada. A perda do controle funcional resulta da diminuição da força, amplitude de movimento, tônus muscular anormal, sensações e consciência do lado afetado. Além disso, a perda da função pode resultar de déficits cognitivos, visuais, perceptuais ou problemas com o planejamento motor (apraxia). [14]

Os sobreviventes do AVC que participaram da fisioterapia e terapia ocupacional padrão, que durou aproximadamente dois meses, ao término da terapia, tiveram alta com os seguintes resultados relativos à função do braço e da mão: [15, 16]

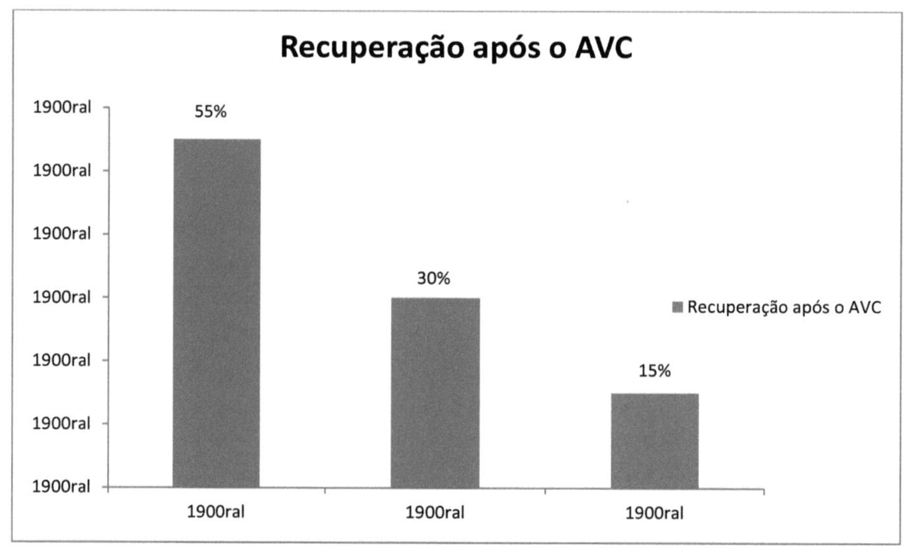

Diagrama 1: Recuperação após o AVC

1.   55 % foram classificados como pacientes com braço e mão não funcionais: estes pacientes eram incapazes de usar o braço e a mão em ADL

2.   30 % foram classificados como pacientes com recuperação intermediária: estes pacientes mostraram alguma melhora na função do braço e da mão, em particular na amplitude de movimento ou força; entretanto, a melhora não se precipitou no uso substancial ou mais freqüente do braço e da mão em ADL

3.   15 % foram classificados como pacientes com boa recuperação: estes pacientes foram capazes de usar tanto o braço como a mão para realizar a ADL.

As estratégias de intervenção para reabilitação da mão incluem terapia de exercício, terapia neurodevolopmental (END), treino de tarefas funcionais, terapia de movimento induzido por constrangimento (CIMT), programa de reaprendizagem motora (MRP), estratégias de posicionamento, variedade de exercícios de movimento, estratégias de redução de tom, estratégias para melhorar o controlo postural e a mobilidade funcional, modalidades electroterapêuticas tais como bio-feedback, estimulação eléctrica neuromuscular (NMES) e estimulação eléctrica funcional (FES), educação do paciente e da família, etc. [17]

MÃO

A mão representa um excelente modelo para estudar uma das questões mais intrigantes no controle motor: o controle simultâneo de um grande número de graus mecânicos de liberdade. A função da mão implica o uso da mão numa variedade de movimentos manipuladores habilidosos para um manuseamento preciso e para a tomada de força. [22]

A mão é altamente diferenciada e distintamente representada no cérebro. A mão é a extensão do cérebro, permite-nos expressar as nossas emoções; explorar o nosso ambiente; manipular objectos e realizar actividades motoras finas e motoras brutas. A mão tem uma representação somatópica desproporcionalmente grande no córtex motor e sensorial.

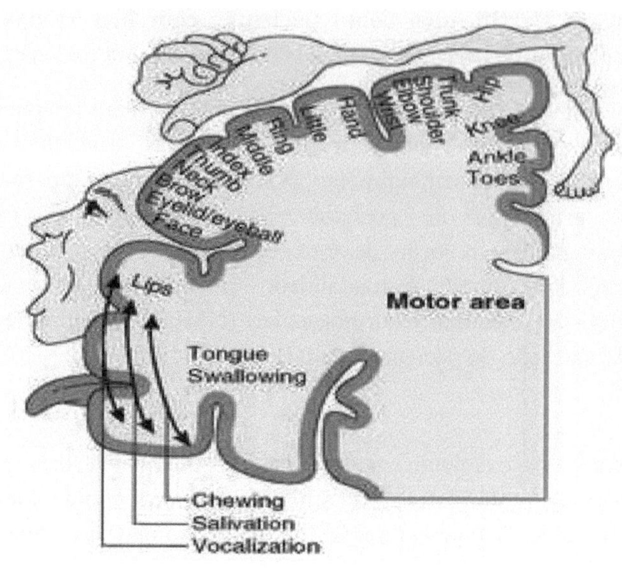

Diagrama 4: Homúnculo motor

CONTROLE MULTI SISTEMA DA FUNÇÃO DE MÃO23

Em todo comportamento motor de ordem superior, o cérebro deve correlacionar as entradas sensoriais com as saídas motoras para avaliar e controlar com precisão a interação do corpo com o meio ambiente. Ambos os sistemas são interativos e adaptativos. Enquanto o funcionamento destes dois sistemas é frequentemente estudado separadamente, os sistemas estão complexamente inter-relacionados em múltiplos níveis no sistema nervoso saudável.

Nossas habilidades perceptuais são um reflexo das capacidades dos sistemas sensoriais para detectar, analisar e estimar a significância dos estímulos físicos. Nossa agilidade e destreza são um reflexo das capacidades do sistema motor para planejar, coordenar e executar o movimento. A tarefa do sistema motor em controlar o movimento é o contrário da tarefa dos sistemas sensoriais em gerar uma representação interna. A percepção é o produto final do processamento sensorial enquanto a representação interna é o início do processamento motor. Os elementos-chave do funcionamento apropriado do extremo superior incluem:

1.   **Localização de um alvo (Visual Regard)** - requer a coordenação do movimento da cabeça dos olhos e é essencial para guiar os movimentos da mão.

2. Transporte do braço e da mão no espaço, bem como apoio postural.

3. **Agarrar - segurar**, agarrar e soltar.

4. **Na habilidade de manipulação de mãos**.

O funcionamento da extremidade superior é uma função harmoniosa e sincronizada entre os dois principais sistemas do corpo humano, a componente músculo-esquelética e a componente neural.

O componente músculo-esquelético inclui...

1. Gama conjunta de movimentos

2. Flexibilidade da coluna vertebral

3. Propriedades musculares

4. Relação biomecânica entre segmentos do corpo ligados entre si.

O componente neural inclui...

1. Processos motores, incluindo a coordenação dos movimentos do olho, cabeça, tronco e braço e a coordenação das fases de transporte e de agarramento do alcance

2. Processos sensoriais, incluindo a coordenação dos sistemas visual, vestibular e somatosensorial

3. Representações internas importantes para o mapeamento das sensações para a ação

4. Processo de nível superior essencial para os aspectos adaptativos e antecipatórios da manipulação.

Sistema visual na localização de um alvo...

Quando movemos os nossos olhos para localizar um alvo imóvel que queremos agarrar, esses objectos excitam sucessivas localizações na retina durante o movimento. Apesar do deslocamento contínuo da entrada através da retina, percebemos um ambiente visual estável.

Os neurônios no córtex parietal usam informações sobre o movimento ocular pretendido para atualizar a representação do cérebro no mundo visual. Os neurónios antecipam as consequências da retina do movimento ocular pretendido e deslocam primeiro a representação cortical. Depois, o olho apanha. Estes neurônios enviam uma descarga corolária da saída para os músculos do olho para outras áreas do cérebro, permitindo que o mundo visual seja refeito com cada movimento para as coordenadas da localização atual do olhar.

O lóbulo parietal fornece informações relevantes à ação sobre todas as fases do movimento de alcance, incluindo posição, estrutura e orientação do objeto. O lóbulo temporal fornece a nossa experiência perceptiva visual consciente. Ambos são controlados por caminhos diferentes.

A contribuição somatosensorial para alcançar -

As entradas somatossensoriais ao atingir um objeto são fornecidas pelo fuso muscular, Golgi Tendon Organ (GTO), pele e articulações do membro e tronco. Todos eles fornecem um constante feedback cinestésico ao movimento em relação à posição do tronco, escápula, ombro,

cotovelo, pulso e outras estruturas. Há um forte papel do fuso muscular e dos receptores articulares no sentido de controlar a posição durante o alcance.

Contudo, estudos recentes provaram que determinados movimentos de alcance podem ser realizados sem retorno somatossensorial, especialmente em movimentos que são simples e não repetitivos. No entanto, se os sujeitos são feitos para tentar movimentos complexos que requerem coordenação de muitas articulações, ou movimentos repetidos sem feedback visual, eles são incapazes de realizar com a mesma precisão.

Contribuições visuais e somatossensoriais para o controle antecipado do Reach e Grasp...

Um componente essencial de todos os movimentos de alcance e apreensão é o controle visual proativo e somatosensorial, que é responsável pela direção inicial correta do membro em direção ao alvo e pela coordenação inicial entre os segmentos do membro. Além disso, a informação visual sobre a característica do objeto a ser capturado é utilizada proativamente para pré-programar as forças utilizadas na preensão de precisão.

Informações visuais e Somatossensoriais também são usadas para atualizar mapas corporais proprioceptivos e visuais que permitem a programação precisa do alcance dos movimentos e tem sido demonstrado que quando um sujeito não podia ver a mão antes do movimento, havia grandes erros no alcance do alvo.

Contribuições Musculoesqueléticas para a Reach-

Os aspectos motores do alcance incluem o tônus muscular apropriado, força muscular e coordenação. Mais especificamente, isso envolve a ativação apropriada dos músculos para estabilizar a escápula, caixa torácica e cabeça umeral durante os movimentos da extremidade superior para alcançar os movimentos e ativação dos músculos no ombro, cotovelo e articulação do pulso para o transporte do braço.

Há um acoplamento entre o tronco, a escápula e o braço quando se alcança o alvo. Para o alcance de um objeto colocado anteriormente, a rotação do tronco é contrariada pela abdução horizontal glenoumeral e retração escapular, a fim de manter a mão em movimento em um caminho reto.

Apoio Postural de Alcance...

O controlo postural, definido como a capacidade de controlar a posição do corpo no espaço para efeitos de estabilidade e orientação, tem uma forte influência na função das extremidades superiores. A capacidade de controlar a posição do corpo no espaço é essencial para ser capaz de mover uma parte do corpo, neste caso um ou ambos os braços, sem desestabilizar o resto do corpo.

A principal estrutura cerebral envolvida na aprendizagem do ajustamento postural antecipado durante a actividade bimanual (por exemplo, segurando um objeto numa mão e levantando-o com a outra) é o cerebelo e as pessoas com anomalia cerebelar não foram capazes de aprender a fazer um controlo postural antecipado para uma tarefa para a qual não tinham sido previamente treinadas. Os requisitos posturais também variam com a tarefa a ser realizada.

Contribuição somatossensorial para a apreensão...

A entrada de aferentes cutâneos é essencial para o controle das forças de preensão. Se os objectos estiverem escorregadios, os aferentes cutâneos detectarão o escorregamento e activarão as vias para aumentar a actividade nos músculos dos dedos para aumentar a força de preensão e nos músculos dos ombros e cotovelos para abrandar a aceleração da mão.

Controlo Antecipado de Agarrar.

Quando se chega à frente para agarrar um objeto, a forma da mão para agarrar ocorre durante a componente de transporte do alcance. A forma da mão para agarrar parece estar sob controlo visual. Há dois fatores que afetam a modelagem da mão pré-pega: propriedades intrínsecas, tais como tamanho, forma e textura do objeto, e propriedades extrínsecas ou contextuais, tais como orientação do objeto, distância do corpo e localização em relação ao corpo.

O tamanho da abertura máxima de aderência é proporcional ao tamanho do objeto. Quando o sujeito muda a abertura do punho, fazem-no quase inteiramente com movimentos de dedos, enquanto o polegar permanece numa posição. Quando se chega a um objecto, à medida que o braço é transportado para a frente, os dedos começam a esticar-se e o tamanho da pega aumenta rapidamente até ao máximo e depois é reduzido para corresponder ao tamanho do objecto.

Dois Caminhos Descendentes Separados para Alcançar e Agarrar...

Durante o alcance, o movimento do braço que leva a mão até ao alvo é realizado em paralelo com a pré-moldagem dos dedos para agarrar o objecto. Uma preensão bem sucedida requer um córtex motor primário intacto e um trato corticospinal: se alguma destas áreas tem lesões, há um problema claro com o controle individual dos dedos para a preensão.

Assim, alcançar, agarrar e manipular são resultados da sincronização harmoniosa entre os sistemas visuais, motores, somatosensoriais e perceptuais do corpo e a capacidade de responder ao sistema motor e sensorial apropriado.

Componentes essenciais de Atingir, Agarrar, Manipular...

1. Alcançando -

Em frente: Flexion at Shoulder (flexão no ombro)

Sideward: Rapto no ombro

Para trás: extensão no ombro

Com elevação da cintura do ombro, extensão do cotovelo e grau variável de rotação externa do ombro, abertura da abertura da mão entre o polegar e os dedos, extensão no pulso e pronação - supinação apropriada à orientação do objeto.

2. Agarrar-

Extensão do pulso e dedos com abdução e rotação conjunta da articulação carpometacarpal e quinto dedo, fechamento dos dedos e polegar em torno da orientação do objeto.

3. Manipulação-

Flexão e extensão dos dedos, flexão e rotação conjunta na articulação carpometacarpal do quinto dedo e polegar, flexão e extensão dos dedos independentes.

DISFUNÇÃO DAS MÃOS APÓS ACIDENTE VASCULAR CEREBRAL23

A disfunção da mão pode ser causada por lesão ou doença em qualquer estrutura envolvida nas 3 fases do processamento de informação, ou seja, Componente motor, Componentes sensoriais e Integração Sensório-motora.

1.   Componentes do motor...

Os componentes motores incluem tanto o sistema músculo-esquelético como o neuromuscular. Os problemas dos **componentes neuromusculares** que se manifestam dentro das estratégias de movimento postural incluem:

a)   Problema de tempo

b)   Coordenação interjunta

c)   Sinergias, individuação de perda de movimento e sincinética grosseira

As contribuições músculo-esqueléticas para os problemas das estratégias de movimento postural incluem:

a)   Alinhamento

b)   Restrição de movimento em uma articulação

c)   Mudança na estrutura muscular e função

d)   Mudança na força muscular

2.   Componentes sensoriais...

Os déficits proprioceptivos têm sido implicados como contribuindo para a disfunção das mãos. Déficits somatossensoriais e visuais podem prejudicar a função da mão.

3.   Integração sensório-motora...

Os danos aos gânglios basais, cerebelo, córtex parietal, área motora suplementar prejudicam o processamento da informação sensorial recebida, resultando na dificuldade de adaptar a informação sensorial em resposta à demanda imposta e às mudanças ambientais para a apreensão e manipulação.

4.   A libertação de um problema grave...

Entre os indivíduos que têm um AVC ou qualquer outro neurônio motor superior (UMN), o comprometimento da liberação de um objeto é um grande problema.

TERAPIA DE MOVIMENTO INDUZIDO POR RESTRIÇÕES (CIMT)

A terapia de movimento induzido por esforço (CIMT) é uma abordagem de reabilitação física que demonstrou melhorar a recuperação motora da extremidade superior afectada em doentes com AVC crónico com hemiparesia ligeira a moderada. [26-28]

A terapia de movimento induzido por esforço foi desenvolvida pelo Dr. Edward Taub, da Universidade do Alabama, em Birmingham. O Dr. Taub argumentou que após o AVC o paciente parou de usar o membro afetado devido ao fato de apenas a dificuldade em tentar movê-lo. [29] O Dr. Taub considerou isso como um comportamento aprendido de não-uso devido ao mecanismo de feedback negativo que o paciente percebeu após o AVC por não tentar mais usar o membro afetado.

A maior parte do trabalho com o CIMT envolveu a restrição do uso da extremidade superior não afetada por um período de aproximadamente 2 semanas, ao mesmo tempo em que deu ao braço afetado uma prática substancial em uma variedade de tarefas motoras. O treinamento do braço afetado freqüentemente incluiu uma técnica comportamental denominada "moldagem". A investigação demonstrou que o CIMT produz uma grande melhoria da função motora num período de 2 semanas, que o efeito do tratamento permanece estável durante muitos meses após o final da terapia e que se transfere para a vida quotidiana dos pacientes. Uma revisão das abordagens de tratamento em medicina de reabilitação30 concluiu que o CIMT representa um dos poucos métodos de reabilitação que tem demonstrado eficácia em experiências controladas e cujos efeitos terapêuticos se transferem para o ambiente "do mundo real".

Os princípios do CIMT são baseados em pesquisas básicas anteriores com macacos31, [32] nos quais a sensação somática foi cirurgicamente abolida de uma única extremidade superior por rizotomia dorsal. Os macacos deixaram de usar a extremidade afetada imediatamente após a desferência e nunca mais voltaram a usá-la espontaneamente. No entanto, o uso do braço desaferido pode ser induzido quer pela imobilização do braço intacto durante um período de dias consecutivos, quer pelo treino do braço afectado. A reutilização extensiva do braço desaferido resultante foi permanente, persistindo para o resto da vida do animal. Evidências experimentais indicaram que a perda da função motora devido à desafferentação foi o resultado de uma supressão comportamental aprendida chamada "não-uso aprendido"[31, 32]

Pensa-se que o mesmo mecanismo se aplica aos humanos que sofrem de hemiparesia leve a moderada após o AVC. Apesar dos pacientes serem frequentemente capazes de usar a extremidade afetada com uma qualidade de movimento razoavelmente boa

(QOM) quando solicitados a realizar tarefas no laboratório, muitos deles exibem uma não utilização relativa ou, às vezes, essencialmente completa de seu membro parético, começando no período inicial após o AVC e continuando para o resto de suas vidas. [33, 34]

O CIMT constitui uma família de tratamentos. A variante mais frequentemente utilizada envolve a restrição motora da extremidade superior não afectada por uma tala de mão em repouso e uma funda e treino da extremidade afectada. No entanto, existem outras variantes relacionadas que também são eficazes. [35, 36] O factor comum eficaz em todas as formas de CIMT parece estar a induzir os pacientes a praticarem repetidamente o uso do braço parético durante muitas horas por dia durante um período de dias consecutivos. Esta prática em massa de habilidades é provavelmente responsável pela ocorrência de aumento dependente do uso na reorganização cortical demonstrada com estimulação magnética transcraniana nos pacientes em um estudo. [37] Esta plasticidade cortical induzida por CIMT é presumida como a base para o aumento a longo prazo da quantidade de uso (AOU) da extremidade afetada.

TERAPIA MIRROR

A terapia com espelho é uma forma de imagem motora na qual um espelho é usado para transmitir estímulo visual ao cérebro através da observação visual da parte do corpo do paciente não afetada em um espelho enquanto ele realiza um conjunto específico de movimentos. O princípio da terapia com espelho é que o movimento do membro afetado pode ser estimulado através de estímulos visuais iniciados a partir do outro lado do corpo. A terapia espelhada é uma forma de terapia que pode ser útil em pacientes que sofreram um derrame. [38]

Tem sido sugerido que a terapia de espelho é um tratamento simples, barato e, o mais importante, dirigido ao paciente, que pode melhorar a função da extremidade superior. [39]

Ramachandran e Rogers-Ramachandran40 foram os primeiros a introduzir o uso destas ilusões visuais criadas por um espelho para o tratamento da dor de membros fantasmas. Ao sobrepor o braço intacto no membro fantasma usando um reflexo de espelho, os pacientes relataram a sensação de que poderiam se mover e relaxar o membro fantasma, muitas vezes sobrecarregado, e sentir o alívio da dor. [41] Desde este relato inicial, o uso bem sucedido da terapia com espelho tem sido relatado em pacientes com outras síndromes de dor, como a síndrome da dor regional complexa, [42, 43] e na reeducação sensorial da hiperestrésia grave após lesões nas mãos. [44]

A espelhoterapia foi introduzida e utilizada pela primeira vez no tratamento de amputados com dor fantasma. A espelhoterapia é agora utilizada em pacientes pós-acidente vascular cerebral também para esforços de reabilitação. Isto envolve o uso de uma caixa de espelhos colocada na frente do paciente com a imagem de espelho mostrando o membro não afetado. Os movimentos são então introduzidos com o membro não afetado, com o membro afetado fora de vista enquanto o paciente observa o espelho. O paciente percebe que está vendo o membro afetado se mover no espelho. Esta terapia com o espelho provoca uma ilusão no paciente que, por sua vez, aumenta a ativação motora do hemisfério afetado do cérebro.

Foi observado um conjunto de acções funcionais, incluindo movimentos de alcance e de preensão, bem como a melhoria das sensações de leve toque no membro afectado. Os resultados mais encorajadores têm vindo da combinação de terapia espelhada e terapias convencionais em estudos clínicos para demonstrar o seu uso eficaz. [45]

Sistemas de neurónios-espelho em humanos

Os neurônios espelho são neurônios visuomotores bimodais e são ativados quando há observação de ação, estimulação psicológica e execução de ação. Vários estudos usando diferentes metodologias e técnicas experimentais demonstraram que um sistema de neurônios espelho que combina percepção e execução da ação também existe no cérebro humano (para revisões veja Gallese et al. 2004, Rizzolatti e Craighero 2004). Durante a observação da ação há uma forte ativação das áreas pré-motoras e parietais posteriores, o provável homólogo humano das áreas de macacos em que os neurônios espelho foram originalmente descritos. O sistema de neurônios espelho para ações em humanos é somatotopicamente organizado, com regiões corticais distintas dentro dos corticais pré-motores e parietais posteriores sendo ativadas pela observação/execução de ações relacionadas à boca, mão e pé. [46]

Os neurónios-espelho disparam quando o ser humano age e observa a mesma acção realizada por outro. Encontrado no córtex pré-motor, área motora suplementar, córtex somatosensorial primário, córtex parietal inferior. Princípio - Percepção ou acoplamento de ação. Em caso de hemiplegia esquerda há lesão cerebral direita, com prática de movimento espelhado do lado esquerdo, tem sido observado que há ativação do neurônio espelho do lado direito por causa do aumento da atividade sináptica e neural. [47] O objetivo do programa de treinamento espelho no treinamento dos membros superiores tem mostrado resultados efetivos por causa da ativação dos neurônios espelho. [4]

• O membro superior parético é uma consequência comum e indesejável do AVC, que aumenta a limitação da actividade. Tem sido relatado que até 85% dos sobreviventes de AVC sofrem de hemiparesia e que 55% a 75% dos sobreviventes de AVC continuam a ter limitações no funcionamento da extremidade superior. [39]

- Várias intervenções foram publicadas avaliando o efeito de vários métodos de reabilitação na melhoria do controlo e funcionamento motor da extremidade superior, tais como o treino de exercício do braço parético, o treino do braço orientado para a impaciência,[49 a] estimulação eléctrica funcional,[50 a] reabilitação assistida por robôs,[51] e o treino bilateral do braço. [52] No entanto, a maioria dos protocolos de tratamento para a extremidade superior do membro superior é de trabalho intensivo e requer interação manual de 1 para 1 com terapeutas durante várias semanas, o que faz com que o tratamento intensivo seja oferecido a todos os pacientes difficult. [53]

- Estudos demonstraram que o CIMT é um poderoso tratamento para melhorar a reabilitação do movimento da extremidade superior afectada em doentes com AVC crónico. [28]

- Estudos têm sugerido que a terapia com espelho após o AVC pode ser benéfica para a recuperação da função motora na mão parética. [54] Também tem sido sugerido que a terapia com espelho é um tratamento simples, barato e, o mais importante, direcionado ao paciente que pode melhorar a função da extremidade superior. [39]

- Muitos estudos têm sido feitos para ver o efeito da CIMT e da terapia com espelhos em pacientes com AVC, mas até agora não foram encontrados estudos comparando a eficácia da CIMT e da terapia com espelhos na função das mãos em pacientes com AVC.

OBJETIVOS: Estudar o efeito da CIMT sobre a função da mão em pacientes com AVC, estudar o efeito da Terapia Espelho sobre a função da mão em pacientes com AVC e comparar a eficácia da CIMT e da Terapia Espelho sobre a função da mão em pacientes com AVC.

MATERIAIS E METODOLOGIA

DESENHO DE ESTUDO:

O estudo foi comparativo e o método de amostragem utilizado foi a amostragem aleatória simples. O protocolo de pesquisa foi aprovado por guia, instituição. A aprovação ética foi feita pelo comitê. O consentimento por escrito foi obtido dos participantes.

MATERIAIS UTILIZADOS:

Mitt, caixa de espelhos, dinamômetro, caixa de papelão, algemas de peso, bola, lata de refrigerante, cartões, damas, lápis, clipe de papel, fechadura e chave, toalha, cesto plástico e relógio stop.

PROCEDIMENTO

*	28 sujeitos foram incluídos no estudo com base nos critérios de inclusão. Eles foram divididos aleatoriamente em dois grupos: Grupo 1 e Grupo 2 composto por 14 sujeitos cada.

*	Eles foram informados sobre o procedimento de tratamento antes da avaliação e foi-lhes retirado um consentimento escrito.

*	Uma avaliação prévia foi feita antes de iniciar o tratamento e as medidas de resultado Fugl-Meyer Assessment- Upper Extremity (FMA-UE), Wolf Motor Function Test (WMFT) e Functional Independence Measure (FIM) foram tomadas no dia 1 e após 2 semanas do tratamento.

I. Grupo 1 : CIMT

*	O tratamento consistiu em 2 elementos principais:

(1)	Restrição de movimento da extremidade superior não afetada, colocando-a em uma luva por 90% das horas de vigília por um período de 2 semanas e

(2)	Treinamento do braço afetado por um procedimento denominado "moldagem" por aproximadamente 6 horas/dia (1 hora de terapeuta supervisionado e 5 horas de terapia domiciliar) por cinco dias por semana por um período de 2 semanas.

Restrição de Movimento

*	A mão não afetada foi colocada em uma luva; não permitiu a flexão e a preensão do pulso e assim impediu a manipulação de objetos.

- Foi estabelecido um contrato de comportamento formal com o sujeito detalhando as actividades acordadas que o paciente realizaria sem usar o conjunto de restrições (por exemplo, banho, lavagem, alguns aspectos do vestir e qualquer actividade em que a segurança fosse comprometida) e as actividades que o paciente realizaria enquanto usava a luva (por exemplo, higiene pessoal, tarefas domésticas, alimentação).

Moldagem

- Este é um método de condicionamento operante comumente utilizado em que um objetivo comportamental (neste caso movimento) é abordado em pequenos passos de dificuldade progressivamente crescente. O sujeito será recompensado com aprovação entusiástica pela melhoria, mas nunca será culpado (punido) pelo fracasso.

- Um princípio básico é continuar ampliando a capacidade do motor, um pequeno incremento além do nível de desempenho já alcançado. Os objectos de tarefa eram frequentemente utilizados como objectos domésticos e dispositivos padrão utilizados em fisioterapia e terapia ocupacional.

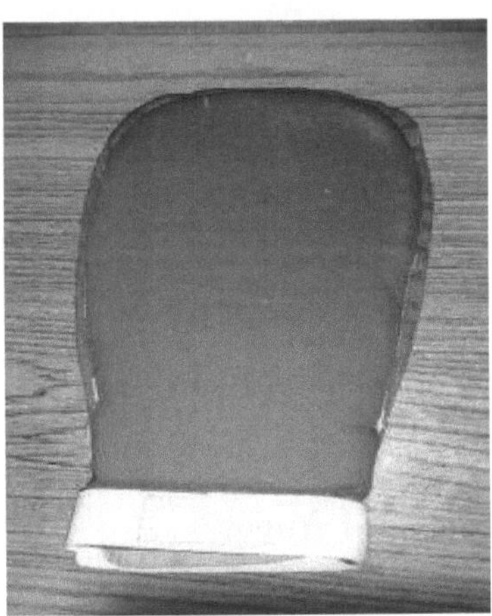

Diagrama 5: Mitt

II. Grupo-2: Terapia com espelhos

- Os pacientes deste grupo receberam terapia de espelho para a mão não afetada durante 30 minutos por dia, durante cinco dias por semana, por um período de duas semanas.

•	Durante a terapia com espelho, o paciente foi sentado numa cadeira perto da mesa, sobre a qual foi colocado um espelho na vertical e aconselhado a colocar as duas mãos sobre a mesa. A mão afetada foi colocada atrás do espelho e a mão não afetada em frente ao espelho.

•	Os pacientes foram aconselhados a não se olharem para a mão afectada e a concentrarem-se no espelho. Foi pedido aos pacientes que mantivessem a mão não afetada sobre a mesa.

•	A prática consistia em exercícios laterais não-pareticos enquanto o paciente olhava para o espelho, observando a imagem da sua mão não-paretica. [55] Durante a sessão, foi pedido aos sujeitos que tentassem fazer os mesmos movimentos na mão parética enquanto movimentavam a mão não-parética.

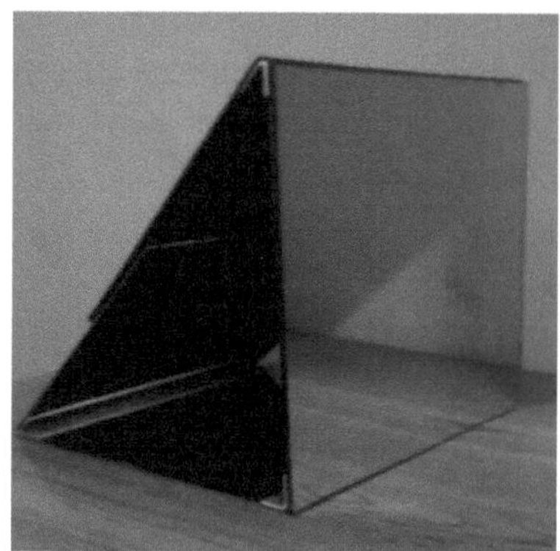

Diagrama 6: Caixa de Espelho

Exercícios realizados por ambos os grupos

➢	Flexão-extensão do pulso, desvio radial-ulnar

➢	Flexão-extensão dos dedos

➢	Supinação-pronação dos antebraços

➢	Fazendo um punho e soltando

➢	Oposição do polegar

➢	Agarrar uma bola

➢	Segurar uma lata

- ➢ Empilhadores de damas

- ➢ Cartões de visita

- ➢ Levantar um clipe de papel

- ➢ Segurando um lápis

Terapia convencional

- • Juntamente com os exercícios de CIMT e Mirror therapy, ambos os grupos receberam terapia convencional 5 vezes/ semana por um período de 2 semanas.

- • A terapia convencional foi dada de acordo com as manifestações clínicas dos pacientes.

- • Os exercícios de terapia convencional incluídos:

- ➢ Alongamentos lentos e sustentados para os músculos espásticos.

- ➢ A reduzir o tónus dos músculos espásticos.

- ➢ Exercícios mate: rolamento, quadrúpedes, ajoelhado, meio ajoelhado.

- ➢ Reforço do lado afectado.

- ➢ Treinamento de equilíbrio.

- ➢ Treino de marcha.

MEDIDAS DE DESFECHO

- Fugl Meyer Assessment- Upper Extremity (FMA-UE)

- Wolf Motor Function Test (WMFT): Ele tem duas variáveis

1) Capacidade funcional (FA)

2) Tempo (segundos)

- Medida de Independência Funcional (FIM)

ANÁLISE E INTERPRETAÇÃO DOS DADOS

Foram incluídos neste estudo um total de 28 pacientes com 14 pacientes em cada grupo.

Os grupos eram os seguintes:

1) Grupo 1- Grupo CIMT

2) Grupo 2- Grupo de terapia de espelho

IDADE:

QUADRO 1: REPRESENTAÇÃO DEMOGRÁFICA DA IDADE NO GRUPO 1 E GRUPO 2

Idade (anos)	Média	Std Dev
Grupo 1	59.36	9.40
Grupo 2	54.43	11.35

GRÁFICO 1: REPRESENTAÇÃO DEMOGRÁFICA DA IDADE NO GRUPO 1 E GRUPO 2

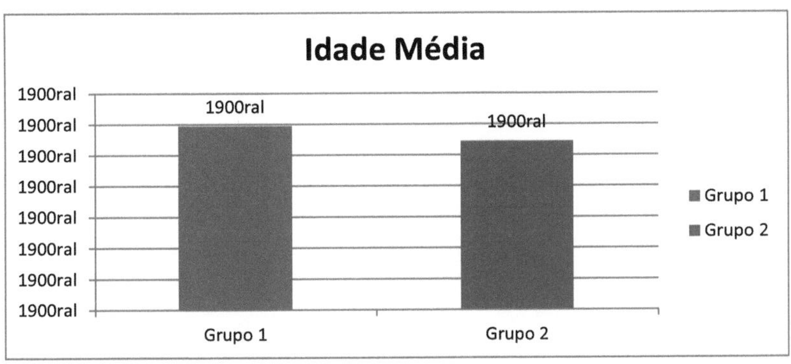

Assim, a média de idade do grupo CIMT foi de 59,36 ±9,40 anos e a média de idade do grupo de terapia com espelho foi de 54,43 ± 11,35 anos.

GÊNERO:

TABELA 2: REPRESENTAÇÃO DEMOGRÁFICA DE GÊNERO NO GRUPO 1 E GRUPO 2

Gênero	Grupo 1	Grupo 2
Homens	12	11
Fêmeas	2	3

GRÁFICO 2: REPRESENTAÇÃO DEMOGRÁFICA DE GÊNERO NO GRUPO 1 E GRUPO 2

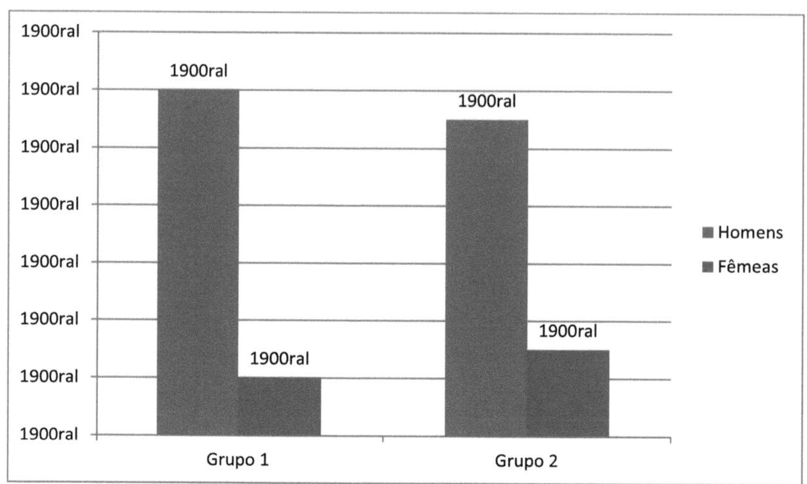

Assim, havia 12 machos e 2 fêmeas no grupo CIMT, enquanto que havia 11 machos e 3 fêmeas no grupo de terapia com espelhos.

QUADRO 3: ESTATÍSTICAS DE GRUPO DE MEDIDAS DE RESULTADOS

A tabela seguinte mostra as estatísticas de grupo dos valores prévios das medidas de resultado Fugl-Meyer Assessment-Upper Extremity (FMA-UE), Wolf Motor Function Test (WMFT): Capacidade Funcional (FA) e Tempo; e Medida de Independência Funcional (FIM).

	Grupo	N	Média	Std. Desvio	Média de Erro Std.
FMA Pre	1	14	111.21	6.192	1.655
	2	14	99.07	8.991	2.403
WMFT (FA) Pré	1	14	61.00	4.946	1.322
	2	14	55.36	6.675	1.784
WMFT(Tempo) Pré	1	14	55.93	19.762	5.282
	2	14	106.14	78.215	20.904
FIM Pré	1	14	117.57	7.356	1.966
	2	14	119.79	4.318	1.154

A tabela acima mostra as médias e o desvio padrão das medidas de resultados FMA Pre, WMFT(FA) Pre, WMFT(Tempo) Pre e FIM Pre de ambos os grupos.

QUADRO 4: teste t de amostras inspiradas

Um teste t independente de amostra foi aplicado para comparar os valores prévios das medidas de resultado entre os dois grupos.

	Teste de Levene para Igualdade de Desvios		teste t para Igualdade de Meios	
	F	Sig.	T	Df
FMA Pre Desvios iguais assumidos	1.532	.227	4.162	26
Desvios iguais não assumidos			4.162	23.066
WMFT (FA) Pré Desvios iguais assumidos	.937	.342	2.541	26
Desvios iguais não assumidos			2.541	23.968
WMFT(Tempo) Pré Desvios iguais assumidos	5.880	.023	-2.329	26
Desvios iguais não assumidos			-2.329	14.653
FIM Pré Desvios iguais assumidos	1.529	.227	-.971	26
Desvios iguais não assumidos			-.971	21.007

O teste de Levene para igualdade de variâncias mostrou que o valor de p de FMA Pre, WMFT (FA) Pre e FIM Pre entre os grupos foi p>0,05 por isso não foi significativo; enquanto o valor de p de WMFT (Tempo) Pre entre os grupos foi p=0,023 que é significativo.

Assim, o teste t pareado foi usado para comparação dentro do grupo e o teste ANCOVA foi usado para comparação entre os grupos

FMA-UE:

QUADRO 5: COMPARAÇÃO DAS NOTAS PRÉ E PÓS-FMA-UE DO GRUPO 1 E DO GRUPO 2

FMA	Pré		Correio		t	níveis de liberdade	valor de p
	Média	Std Dev	Média	Std Dev			
Grupo 1	111.21	6.19	108	4.35	10.48	13	0.000
Grupo 2	99.07	8.99	106.35	7.47	5.95	13	0.000

A tabela acima mostra que ao aplicar o teste t pareado para a medida de resultados FMA-UE, p=0,0001 para o Grupo 1 e p=0,0001 para o Grupo 2, houve uma melhoria estatisticamente significativa na pontuação FMA-UE no Grupo 1 e no Grupo 2 após o tratamento.

QUADRO 6: TESTES DE EFEITOS ENTRE SUJEITOS

VARIÁVEL DEPENDENTE: POST FMA

Fonte	Tipo III Soma dos quadrados	df	Praça Média	F	Sig.	Eta Squared Parcial
Modelo Corrigido	1711.046a	2	855.523	101.336	.000	.890
Interceptar	205.975	1	205.975	24.398	.000	.494
FMA Pre	762.153	1	762.153	90.276	.000	.783
Grupo	41.055	1	41.055	4.863	.037	.163
Erro	211.061	25	8.442			
Total	354275.000	28				
Total Corrigido	1922.107	27				

R Quadrado = .890 (R Quadrado Ajustado = .881)

A tabela acima mostra que a aplicação do teste ANCOVA para comparação do escore FMA-UE entre os grupos, p=0,037, o que significa que houve diferença estatisticamente significativa entre o Grupo 1 e o Grupo 2 para melhoria do escore FMA-UE.

GRÁFICO 3: COMPARAÇÃO DA PONTUAÇÃO PRÉ E PÓS-FMA-UE DO GRUPO 1 E DO GRUPO 2

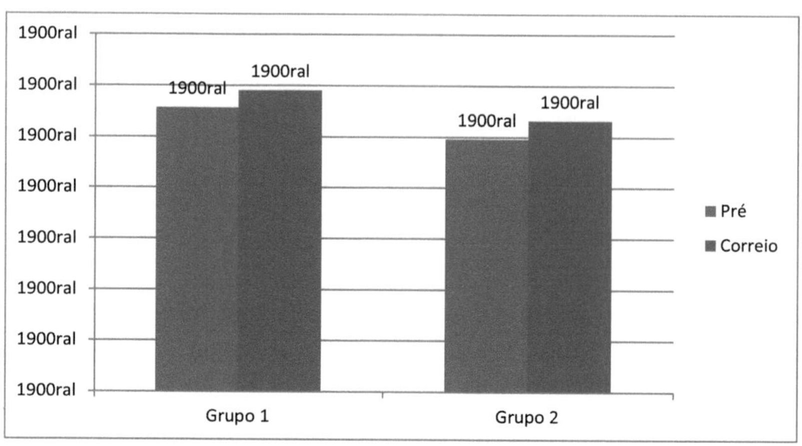

O gráfico acima mostra que houve melhora na pontuação das FMA após o tratamento em ambos os grupos.

GRÁFICO 4: COMPARAÇÃO DA DIFERENÇA MÉDIA DA PONTUAÇÃO FMA DO GRUPO 1 E DO GRUPO 2

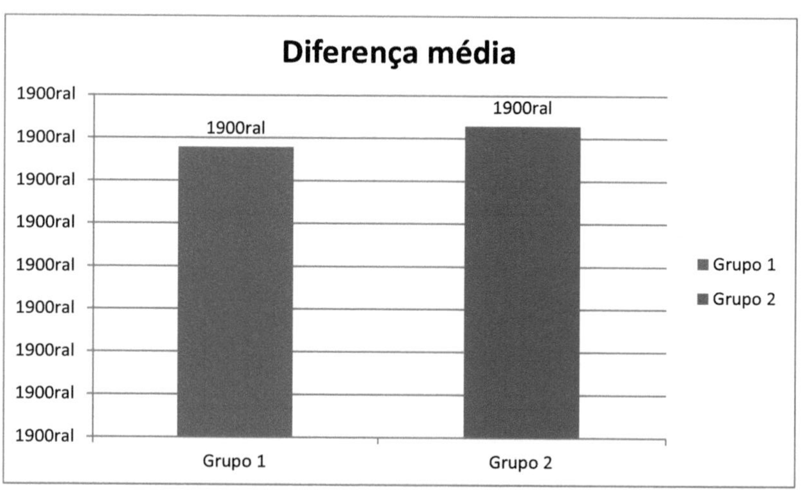

Assim, o gráfico acima mostra que houve mais melhora na pontuação FMA após o tratamento no grupo de terapia de Espelho do que no grupo CIMT.

WMFT (FA):

QUADRO 7: COMPARAÇÃO DOS PONTOS PRÉ E PÓS WMFT (FA) DO GRUPO 1 E DO GRUPO 2

WMFT (FA)	Pré		Correio		t	níveis de liberdade	valor de p
	Média	Std Dev	Média	Std Dev			
Grupo 1	61	4.94	66.92	4.49	10.99	13	0.000
Grupo 2	55.35	6.67	61	5.98	6.11	13	0.000

A tabela acima mostra que aplicando o teste t pareado para a medida de resultado WMFT(FA), p=0,0001 para o Grupo 1 e p=0,0001 para o Grupo 2. Assim, houve melhora estatisticamente significativa na pontuação WMFT(FA) no Grupo 1 e no Grupo 2 após o tratamento.

QUADRO 8: TESTES DE EFEITOS ENTRE SUJEITOS
VARIÁVEL DEPENDENTE: POSTE WMFT (FA)

Fonte	Tipo III Soma dos quadrados	df	Praça Média	F	Sig.	Eta Squared Parcial
Modelo Corrigido	806.304a	2	403.152	59.758	.000	.827
Interceptar	84.986	1	84.986	12.597	.002	.335
WMFT FA Pre	560.269	1	560.269	83.047	.000	.769
Grupo	12.107	1	12.107	1.795	.192	.067
Erro	168.660	25	6.746			
Total	115535.000	28				
Total Corrigido	974.964	27				

a.   R Quadrado = .827 (R Quadrado Ajustado = .813)

A tabela acima mostra que ao aplicar o teste ANCOVA para comparação da pontuação do WMFT(FA) entre os grupos, p=0,192, o que significa que não houve diferença significativa entre o Grupo 1 e o Grupo 2 para melhoria da pontuação do WMFT(FA).

GRÁFICO 5: COMPARAÇÃO DA PONTUAÇÃO PRÉ E PÓS WMFT (FA) DO GRUPO 1 E DO GRUPO 2

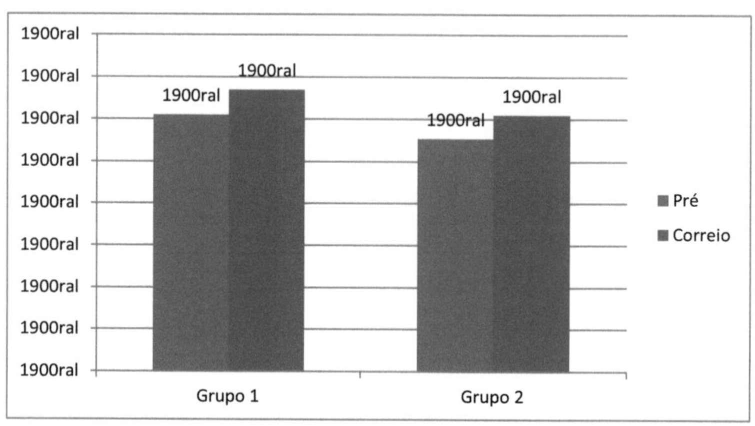

O gráfico acima mostra que houve melhora na pontuação WMFT (FA) após o tratamento em ambos os grupos.

GRÁFICO 6: COMPARAÇÃO DA DIFERENÇA MÉDIA DA PONTUAÇÃO WMFT (FA) DO GRUPO 1 E DO GRUPO 2

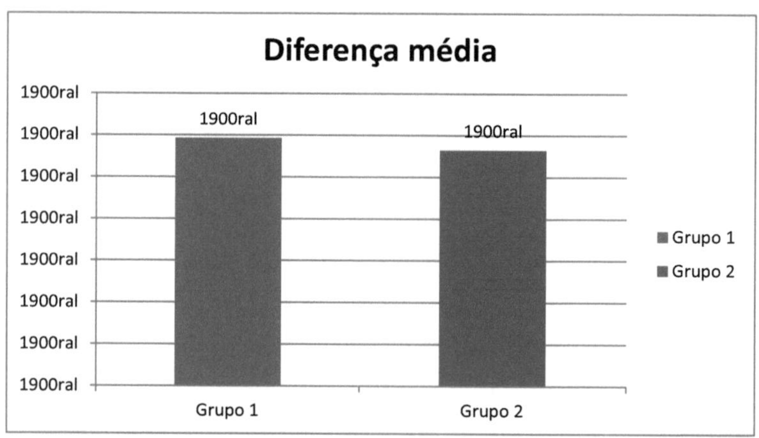

O gráfico acima mostra que houve mais melhorias no WMFT (FA) após o tratamento no grupo CIMT do que no grupo de terapia com espelhos. Entretanto, o valor de p para WMFT (FA) entre os dois grupos foi p=0,192 o que não é estatisticamente significativo provando que ambos os grupos foram igualmente eficazes em melhorar a pontuação de WMFT (FA).

WMFT (Tempo):

QUADRO 9: COMPARAÇÃO DAS PONTUAÇÕES PRÉ E PÓS WMFT (TEMPO) DO GRUPO 1 E DO GRUPO 2

WMFT (Tempo)	Pré		Correio		t	níveis de liberdade	valor de p
	Média	Std Dev	Média	Std Dev			
Grupo 1	55.92	19.76	36.64	12.08	7.74	13	0.000
Grupo 2	106.14	78.21	59.57	20.57	2.75	13	0.017

A tabela acima mostra que aplicando o teste t pareado para a medida de resultado WMFT (Tempo), p=0,0001 para o Grupo 1 e p=0,017 para o Grupo 2. Assim, houve melhoria estatisticamente significativa na pontuação WMFT (Tempo) no Grupo 1 e no Grupo 2 após o tratamento.

TABELA 10: TESTES DE EFEITOS ENTRE SUJEITOS

VARIÁVEL DEPENDENTE: WMFT(TEMPO) POST

Fonte	Tipo III Soma dos quadrados	df	Praça Média	F	Sig.	Eta Squared Parcial
Modelo Corrigido	8109.022a	2	4054.511	34.064	.000	.732
Interceptar	7713.301	1	7713.301	64.803	.000	.722
WMFT Tempo Pré	4428.986	1	4428.986	37.210	.000	.598
Grupo	757.926	1	757.926	6.368	.018	.203
Erro	2975.657	25	119.026			
Total	75885.000	28				
Total Corrigido	11084.679	27				

a.   R Quadrado = .732 (R Quadrado Ajustado = .710)

A tabela acima mostra que a aplicação do teste ANCOVA para comparação da pontuação do WMFT (Tempo) entre os grupos, p=0,018, o que significa que houve diferença estatisticamente significativa entre o Grupo 1 e o Grupo 2 para melhoria da pontuação do WMFT (Tempo).

GRÁFICO 7: COMPARAÇÃO DA PONTUAÇÃO PRÉ E PÓS WMFT (TEMPO) DO GRUPO 1 E DO GRUPO 2

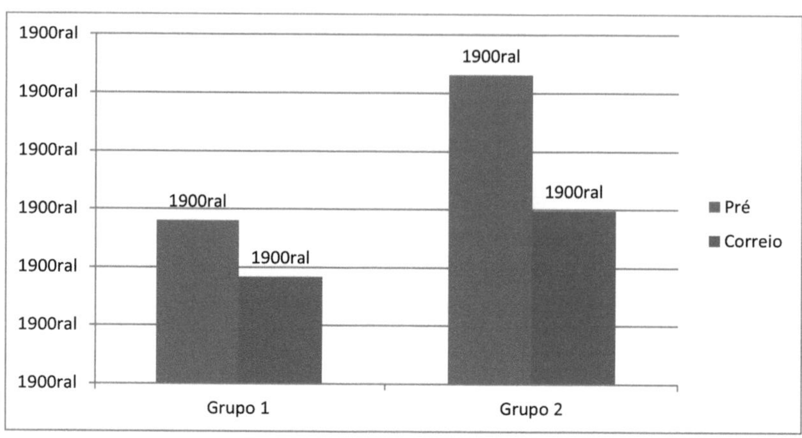

O gráfico acima mostra que houve melhora na pontuação WMFT (Time) após o tratamento em ambos os grupos.

GRÁFICO 8: COMPARAÇÃO DA DIFERENÇA MÉDIA DE WMFT (TEMPO) DO GRUPO 1 E DO GRUPO 2

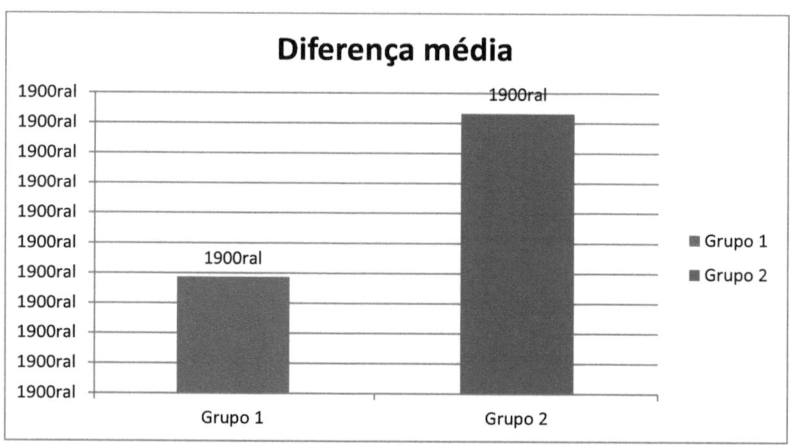

Assim, o gráfico acima mostra que houve mais melhora na pontuação WMFT (Time) após o tratamento no grupo de terapia com espelhos do que no grupo CIMT.

FIM:

QUADRO 11: COMPARAÇÃO DOS RESULTADOS PRÉ E PÓS-FIM DO GRUPO 1 E DO GRUPO 2

FIM	Pré		Correio		t	níveis de liberdade	valor de p
	Média	Std Dev	Média	Std Dev			
Grupo 1	117.57	7.35	118.21	7.26	3.23	13	0.007
Grupo 2	119.78	4.31	119.85	4.36	1.00	13	0.336

A tabela acima mostra que, aplicando o teste t pareado para a medida de resultado MIF; p=0,007 para o Grupo 1, o que significa que houve melhora estatisticamente significativa na pontuação MIF no grupo CIMT após o tratamento e p=0,336 para o Grupo 2, o que significa que não houve melhora significativa na pontuação MIF no grupo Mirror therapy após o tratamento.

QUADRO 12: TESTES DE EFEITOS ENTRE SUJEITOS
VARIÁVEL DEPENDENTE: POST FIM

Fonte	Tipo III Soma dos quadrados	df	Praça Média	F	Sig.	Eta Squared Parcial
Modelo Corrigido	944.926a	2	472.463	1469.351	.000	.992
Interceptar	.172	1	.172	.535	.471	.021
FIM Pré	926.033	1	926.033	2879.946	.000	.991
Grupo	2.030	1	2.030	6.313	.019	.202
Erro	8.039	25	.322			
Total	397699.000	28				
Total Corrigido	952.964	27				

a.   R Quadrado = .992 (R Quadrado Ajustado = .991)

A tabela acima mostra que a aplicação do teste ANCOVA para comparação da pontuação da FIM entre os grupos, p=0,019, o que significa que houve diferença estatisticamente significativa entre o Grupo 1 e o Grupo 2 para melhoria da pontuação da FIM.

GRÁFICO 9: COMPARAÇÃO DA PONTUAÇÃO PRÉ E PÓS-FINAL DO GRUPO 1 E DO GRUPO 2

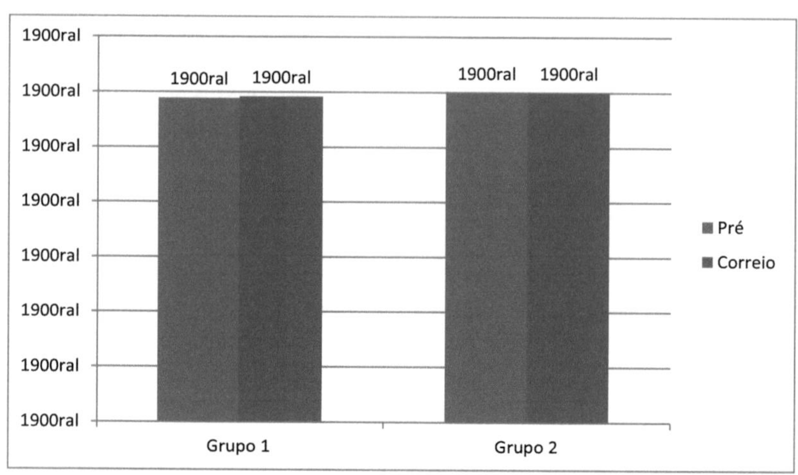

O gráfico acima mostra que houve melhora na pontuação da FIM após o tratamento em ambos os grupos.

GRÁFICO 10: COMPARAÇÃO DA DIFERENÇA MÉDIA DAS NOTAS FINAIS DO GRUPO 1 E DO GRUPO 2

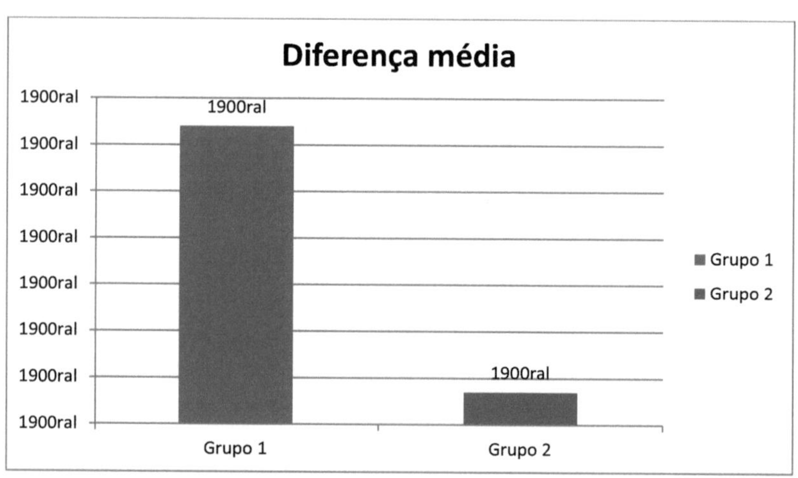

Assim, o gráfico acima mostra que houve mais melhora na pontuação da FIM após o tratamento no grupo CIMT do que no grupo de terapia com espelhos.

RESULTADO

Neste estudo, 28 pacientes com AVC foram incluídos com base nos critérios de inclusão, sendo 14 pacientes em cada grupo. No grupo 1, 14 pacientes foram tratados com Terapia de Movimento Induzido com Restrição (CIMT) e no grupo 2, 14 pacientes foram tratados com Mirror therapy. Além disso, ambos os grupos receberam tratamento fisioterapêutico convencional. As medidas de resultados, ou seja, Fugl-Meyer Assessment-Upper Extremity (FMA-UE), Wolf Motor Function Test (WMFT) que tem duas variáveis: 1) Capacidade Funcional (FA) e 2) Tempo; e Functional Independence Measure (FIM) foram medidas no $1°$ dia e ao final de 2 semanas de tratamento.

Para comparar os valores prévios de FMA, WMFT (FA), WMFT (Tempo) e FIM entre os dois grupos foi utilizado o teste t. O teste de Levene para igualdade de variâncias mostrou que o valor de p de FMA Pre, WMFT (FA) Pre e FIM Pre entre os grupos foi p>0,05 o que não é estatisticamente significativo; enquanto o valor de p de WMFT (Tempo) Pre entre os grupos foi p=0,023 o que é estatisticamente significativo. Assim, o teste t pareado foi usado para comparar a diferença entre os valores pré e pós das medidas de resultados dentro dos grupos e o teste ANCOVA foi usado para comparação entre os grupos.

COMPARAÇÃO INTRAGRUPO

1)   FMA-UE

Como mostrado na Tabela 5, o valor de p para a diferença de pontuação pré e pós FMA-UE para o Grupo 1 foi p=0,0001 e para o Grupo 2 foi p=0,0001, o que é estatisticamente significativo.

Isto sugere que a CIMT e a terapia com espelhos são tratamentos eficazes para melhorar a função da mão em pacientes com AVC.

2)   WMFT (FA)

Como mostra a Tabela 7, o valor de p para a diferença no escore pré e pós WMFT (FA) para o Grupo 1 foi p=0,0001 e para o Grupo 2 foi p=0,0001, que é

estatisticamente significativo.

Isto sugere que a CIMT e a terapia com espelhos são tratamentos eficazes para melhorar a função da mão em pacientes com AVC.

## 3)	WMFT (Tempo)

Como mostrado na Tabela 9, o valor de p para diferença no escore pré e pós WMFT (Tempo) para o Grupo 1 foi p=0,0001 e para o Grupo 2 foi p=0,017, o que é estatisticamente significativo.

Isto sugere que a CIMT e a terapia com espelhos são tratamentos eficazes para melhorar a função da mão em pacientes com AVC.

## 4)	FIM

Como mostrado na Tabela 11, o valor de p para diferença no escore pré e pós WMFT (FA) para o Grupo 1 foi p=0,007, que é estatisticamente significativo, e para o Grupo 2 foi p=0,336, que não é estatisticamente significativo.

Isto sugere que o CIMT é um tratamento eficaz para melhorar a independência funcional em pacientes com AVC, enquanto a terapia espelhada não melhora a independência funcional em pacientes com AVC.

COMPARAÇÃO INTERGRUPAL

## 1)	FMA-UE

Como mostra o Gráfico 4, a diferença média de FMA-UE para o Grupo 1 foi de 6,78 e para o Grupo 2 foi de 7,28.

Houve diferença estatisticamente significativa entre os grupos para o escore FMA-UE após o tratamento com p=0,037 (p<0,05), como mostrado na Tabela 6.

Isto mostra que a pontuação FMA-UE mostrou mais melhora no grupo de terapia com espelhos do que o grupo CIMT em pacientes com AVC.

## 2)	WMFT (FA)

Como mostrado no Gráfico 6, a diferença média de WMFT (FA) para o Grupo 1 foi de 5,92 e para o Grupo 2 foi de 5,64.

Como visto na Tabela 8, o valor de p para o escore WMFT (FA) após o tratamento entre os grupos foi p=0,192 (p>0,05), o que não é estatisticamente significativo.

Isto mostra que o grupo CIMT e o grupo de terapia com espelhos foram igualmente eficazes na melhoria da pontuação WMFT (FA) em pacientes com AVC.

3)   WMFT (Tempo)

Como mostrado no Gráfico 8, a diferença média do WMFT (Tempo) para o Grupo 1 foi de 19,28 e para o Grupo 2 foi de 46,57.

Como visto na Tabela 10, o valor de p para o escore WMFT (Tempo) após tratamento entre os grupos foi p=0,018 (p<0,05), o que é estatisticamente significativo.

Isto mostra que a variável WMFT (Tempo) mostrou mais melhora no grupo de terapia com espelho do que o grupo CIMT em pacientes com AVC.

4)   FIM

Como mostrado no Gráfico 10, a diferença média de FIM para o Grupo 1 foi de 0,64 c para o Grupo 2 foi dc 0,07.

Como visto na Tabela 12, o valor de p para o escore FIM após o tratamento entre os grupos foi p=0,019 (p<0,05), o que é estatisticamente significativo.

Isto mostra que a pontuação da FIM mostrou mais melhora no grupo CIMT do que no grupo de terapia com espelhos em pacientes com AVC.

DISCUSSÃO

O AVC é um distúrbio neurológico comum e é considerado como um problema de saúde significativo, que necessita de uma reabilitação incessante e abrangente. [56] O AVC é uma das principais doenças que podem causar deficiências. [57] Tem sido relatado que até 85% dos sobreviventes de AVC sofrem de hemiparesia e que 55% a 75% dos sobreviventes de AVC continuam a ter limitações no funcionamento da extensão superior. [39]

As deficiências motoras das extremidades superiores após o AVC muitas vezes persistem e predominam as atividades de impacto da vida diária (ADLs), que, por sua vez, comprometem a qualidade de vida. [58] Em particular, o fenómeno aprendido de não utilização do membro superior afectado é caracterizado pela tendência para utilizar o membro superior menos afectado com o objectivo de realizar habitualmente as tarefas funcionais. Conforme descrito, se os pacientes hemiplégicos utilizassem o membro superior não afetado, perderiam a independência funcional. Isso leva à especulação de que os pacientes usariam cada vez mais o membro superior hemiplégico e eventualmente alcançariam uma recuperação funcional, caso recebessem concomitantemente tratamentos intensivos de reabilitação de curto prazo, como CIMT e terapia de espelho, após o início dos sintomas. [61] Estes tratamentos intensivos de reabilitação para a extremidade superior podem ser baseados no conceito de plasticidade estrutural que a matéria cinzenta e branca sofre após o início do AVC. [62,63]

O presente estudo comparou o efeito da Terapia por Movimento Induzido com Restrição (CIMT) e da Terapia por Espelho na função da mão em pacientes com AVC. O Grupo 1 recebeu tratamento CIMT juntamente com terapia convencional, enquanto o Grupo 2 recebeu terapia espelhada juntamente com terapia convencional, por cinco vezes/semana, por um período de 2 semanas. A função da mão dos pacientes foi avaliada antes e depois de 2 semanas de tratamento com Fugl-Meyer Assessment Scale-Upper Extremity (FMA-UE) e Wolf Motor Function Test (WMFT): As variáveis de capacidade funcional e tempo; e o nível de independência funcional do paciente foi medido pela escala FIM.

No nosso estudo, o Grupo 1, ou seja, o grupo CIMT mostrou uma melhoria significativa na função da mão na pontuação FMA-UE, WMFT (FA) e WMFT (Time) e também na pontuação FIM. O fator efetivo para produzir uma melhora reabilitativa no grupo CIMT seria a quantidade de uso que a extremidade afetada se engaja durante o período de intervenção. O uso forçado e a quantidade aumentada de uso da extremidade afetada poderia levar à reorganização cortical no cérebro através da neuroplasticidade·

Levy, Nichols, Schmalbrok, Keller e Chakeres conduziram um estudo em 2001, sobre a terapia do movimento induzido por restrições e sua eficácia, eles estavam procurando evidências de reorganização cortical com a utilização da terapia do movimento induzido por restrições em pacientes com contraturas de membros superiores devido ao acidente vascular cerebral com o uso de uma ressonância magnética funcional para medir os resultados. Após a utilização da terapia de movimento induzido por restrição, o indivíduo que recebeu CIMT teve melhora com atividade adjacente à lesão, ativação bilateral com corticais motoras, juntamente com ativação ipsilateral dentro do córtex motor primário e assim concluíram que a terapia de movimento induzido por restrição, quando monitorada com imagens como uma RM funcional, apresenta uma melhora expressiva na função do paciente. [64]

Dromerick A, Edwards D, et al realizaram um estudo em 2000, para investigar se a aplicação da Terapia de Movimento Induzido por Constrição durante a reabilitação aguda reduz o comprometimento do braço após acidente vascular cerebral isquêmico; eles concluíram que um ensaio clínico de CIMT durante a reabilitação aguda é viável. A CIMT foi associada a um menor comprometimento dos braços no final do tratamento. [65]

Wu C, Chen C, et al realizaram um ensaio aleatório controlado em 2007, mostrando que, após as três semanas de terapia, os pacientes idosos que receberam terapia de movimento induzido por restrições mostraram uma melhora maior na função motora, função diária e qualidade de vida relacionada à saúde do que aqueles que foram tratados por meios tradicionais. Os resultados sugerem que a terapia de movimento induzido por restrições é uma terapia de escolha encorajadora, independentemente da idade do paciente na melhoria da função e da qualidade de vida do paciente. [66]

Resultados semelhantes foram encontrados em nosso estudo, provando que o CIMT é um tratamento eficaz para melhorar a função da mão em pacientes com AVC e isto pode levar a uma melhoria na independência funcional do paciente.

Em nosso estudo, o Grupo 2, ou seja, o grupo de terapia de espelho também apresentou melhora significativa na função da mão nos escores FMA-UE, WMFT(FA) e WMFT(Time); embora não tenha havido melhora significativa no escore FIM. Os neurônios espelho foram revelados como envolvidos nos efeitos da terapia espelho; eles são neurônios visuomotores bimodais, localizados nos corticais pré-motores e parietais posteriores no cérebro e são ativados quando há observação de ação, estimulação psicológica e execução de ação. Isto pode induzir plasticidade cortical no cérebro.

Dohle C, Pullen J, et al realizaram um ensaio controlado aleatório em 2009, para investigar o resultado da terapia com espelho em relação a uma terapia de controle equivalente em pacientes que tinham sofrido hemiparesia grave em uma extremidade superior após um acidente vascular cerebral. A conclusão do estudo mostra um resultado promissor com a utilização de terapia espelhada em pacientes pós-acidente vascular cerebral que tem deficiências funcionais e sensoriais, com ajuda para recuperar a função motora no membro superior afetado. [54]

Garry, Loftus e Summers conduziram um estudo cruzado em 2004, para ver como a utilização da terapia espelho funcionaria entre indivíduos saudáveis, que não sofreram um AVC enquanto monitorizavam a sua actividade cerebral. O estudo crossover revelou que ao visualizar os movimentos ativos da mão em um espelho excitava diretamente os neurônios no córtex motor primário ipsilateral muito mais do que apenas visualizar a mão inativa diretamente ou sem um espelho. Mesmo que o estudo tenha sido conduzido em indivíduos saudáveis, isto revela que a terapia com espelho como um tratamento eficaz para os esforços de reabilitação deve ser levada em consideração para pacientes com AVC devido à sua excitabilidade do neurônio através da neuroplasticidade. [68]

Resultados semelhantes foram encontrados em nosso estudo, provando que a terapia com espelho é um tratamento eficaz para melhorar a função da mão em pacientes com AVC.

Em nosso estudo, embora o escore FMA-UE e WMFT (Time) tenha mostrado melhora significativa em ambos os grupos após o tratamento, houve mais melhora no grupo de terapia de Espelho do que no grupo CIMT. O grupo de espelhoterapia mostrou mais melhora no escore WMFT (Tempo), o que pode ser possível, pois o resultado de dois pacientes no grupo de espelhoterapia mostrou melhora significativa no escore WMFT (Tempo) do que outros pacientes em ambos os grupos. Além disso, a prática repetida dos movimentos grosseiros e finos da mão foi dada aos pacientes, o que pode levar à melhora.

Peurala SH, Kantanen MP, et al em seu estudo observaram que os pacientes geralmente alcançam recuperação da extremidade proximal para distal. O CIMT convencional é eficaz na melhoria da função motora bruta. No entanto, também tem sido relatado que sua eficácia para as funções motoras menores permanece obscura. [69]

Yoon J, Koo B, et al tinham feito um estudo em 2014 para avaliar a eficácia da terapia de movimento induzido por restrições (CIMT) e da terapia combinada de espelho para reabilitação hospitalar dos pacientes com acidente vascular cerebral subagudo. O estudo concluiu que o CIMT de curto prazo combinado com terapia de espelho mostrou mais melhora em comparação ao grupo CIMT apenas e ao grupo controle, nas funções motoras finas do membro superior hemiplégico para os pacientes com acidente vascular cerebral subagudo. [70]

Resultados semelhantes foram encontrados em nosso estudo, sugerindo que houve mais melhora no escore FMA-UE e WMFT (Time), o que pode ser possível, pois a recuperação é geralmente da extremidade proximal para distal e que o CIMT combinado com terapia de espelho mostrou mais melhora nas funções motoras finas da mão, do que o CIMT apenas e a terapia convencional.

Em nosso estudo, observou-se que os grupos de CIMT e Mirror therapy foram igualmente eficazes na melhoria do escore WMFT (FA). A repetição e prática das tarefas podem ser fatores responsáveis pela melhoria da pontuação de WMFT (FA) em ambos os grupos.

Estudos com animais demonstraram que o treinamento específico de tarefas pode restaurar a função usando partes não afetadas do cérebro que geralmente são adjacentes à lesão e/ou recrutando áreas suplementares do cérebro. Também foram demonstradas alterações plásticas neurais no cérebro humano após acidente vascular cerebral e intervenção específica de tarefa. [71]

No nosso estudo, a pontuação da FIM mostrou que houve melhora no grupo CIMT após o tratamento, enquanto o grupo de terapia de espelho não mostrou melhora significativa após o tratamento.

Wu C, Huang P, et al tinham feito um ensaio controlado randomizado em 2013, sobre os efeitos da Terapia Espelho na recuperação motora e sensorial em acidente vascular cerebral crônico. Eles concluíram que a aplicação da MT após acidente vascular cerebral pode resultar em efeitos benéficos no desempenho do movimento, controle motor e senso de temperatura, mas pode não se traduzir em funções diárias na população com acidente vascular cerebral crônico. [72]

Duncan PW tinha feito um estudo em 1997, sobre a síntese de ensaios de intervenção para melhorar a recuperação motora após o AVC. Ele concluiu que o CIMT representa um dos poucos métodos de reabilitação que tem demonstrado eficácia em experiências controladas e cujos efeitos terapêuticos se transferem para o ambiente "real". [30]

Resultados semelhantes foram encontrados em nosso estudo, provando que o CIMT é um tratamento eficaz para melhorar a independência funcional dos pacientes com AVC.

Assim, no presente estudo concluímos que a CIMT e a terapia com espelho foram tratamentos eficazes para melhorar a função da mão em pacientes com AVC. O grupo de espelhoterapia mostrou mais melhora do que o grupo CIMT na melhora do escore FMA-UE e WMFT (Time), após o tratamento. O grupo CIMT mostrou melhora no escore FIM, enquanto o grupo de terapia com espelho não mostrou melhora no escore FIM, pós-tratamento. Os grupos CIMT e Mirror therapy foram igualmente eficazes na melhoria do escore WMFT (FA), pós-tratamento.

CONCLUSÃO

Assim, concluímos que a CIMT e a terapia com espelho são tratamentos eficazes para melhorar a função da mão em pacientes com AVC.

A pontuação FMA-UE e WMFT (Time) mostrou mais melhora no grupo de terapia com espelhos do que no grupo CIMT. A pontuação FIM mostrou melhora no grupo CIMT enquanto que a pontuação FIM não mostrou melhora no grupo de terapia de Espelho. O grupo CIMT e o grupo de terapia com espelho foram igualmente eficazes na melhoria do escore WMFT (FA).

Assim, ambos os grupos foram eficazes para melhorar a função da mão em pacientes com AVC.

LIMITAÇÕES DO ESTUDO

- Tamanho da amostra pequena

- O efeito de transporte dos tratamentos não foi considerado

- Duração do início do derrame não considerado

- Não foram criados grupos específicos de idade.

- Distribuição desigual de gênero dos pacientes

- Domínio das mãos e lado de afeto do paciente não considerado

RECOMENDAÇÃO PARA UM ESTUDO MAIS APROFUNDADO

- O estudo pode ser realizado com uma amostra maior.

- Pode ser feito com base na duração do início do derrame.

- O estudo pode ser realizado para medir os efeitos de carryover dos tratamentos.

- Outros estudos podem ser feitos para ver a correlação entre o domínio da mão e o lado do afeto do paciente.

REFERÊNCIAS

1. Organização Mundial de Saúde: Recomendação sobre prevenção, diagnóstico e terapia de acidentes vasculares cerebrais: Relatório da task force da OMS sobre AVC e outras doenças cerebrovasculares, *Stroke* 1989; 20: 1407-1431

2. Susan B O'Sullivan, Thomas J Schmitz: Physical Rehabilitation, 5ª edição; Capítulo 18- Stroke. pp 705-776. Jaypee Publication.

3. Cleusa P Ferri et al. Prevalência de AVC e carga relacionada entre os idosos que vivem na América Latina, Índia e China. *JNNP* 2011.

4. Li Schonberg BS, Wang C et al. Doença cerbrovascular na República Popular da China. Epidemiologia e características clínicas. *Neurologia* 1985; 35: 1708-13.

5. WHO World health statistical manual, 1993, Genebra, Suíça: OMS, 1994.

6. Wu YK: Epidemiologia e controle comunitário da hipertensão, acidente vascular cerebral e doença coronária na China. *Chin Med J* (Inglês) 1979; 92: 665-70.

7. Wu Z Yao C, Zhao D, et al. Projeto Sin- MONICA: Um estudo colaborativo sobre tendências e determinantes em acidentes cerebrovasculares na China, Parte 1: Morbidade e Mortalidade monitorando a circulação 2001; 103: 462-468

8. Peter Appelros, Birgitta Stegmayr, Andreas Tere'nt. Diferença sexual na epidemiologia dos AVCs: Uma revisão sistêmica. *AVC* 2009; 40: 1082-1090

9. James Cauraugh, Kathye Light, Sangbum Kim, Mary Thigpen, Andrea Behrman. Recuperando a extensão do pulso e dos dedos por estimulação neuromuscular acionada por eletromiografia. AVC. 2000; 31: 1360-1364.

10. Nakayama H, Jorgensen HS, Raaschou HO, Olsen TS. Compensação na recuperação da função de extremidade superior após o AVC: o Copenhague Estudo do AVC. *Reabilitação de Arco Físico Médico*. 1994; 75 (8): 852-857.

11. Broeks JG, Lankhorst GJ, Rumping K, Prevo AJ. O Longo Prazo resultado da função do braço após o AVC: resultados de um estudo de seguimento. *Reabilitação da Deficiência*. 1999; 21: 357-364.

12. Duncan PW, Goldstein LB, Horner RD, Landsman PB, Samsa GP, Matchar DB. Recuperação motora similar das extremidades superior e inferior depois do derrame. *AVC*. 1994; 25: 1181-1188.

13. Wade DT. Medição da deficiência e incapacidade do braço após o AVC. *Int Disabil Stud.* 1989; 11: 89-92.

14. Terri Sterlish. Estimulação elétrica como uma intervenção sensorimotora para Facilitate Recovery of Upper Extremity (Facilitar a Recuperação da Extremidade Superior). Dissertação submetida a Texas Women University 2009.

15. Trombly C.A. e Hui-ing M., Uma síntese dos efeitos da terapia ocupacional terapia para pessoas com AVC, Parte I: Restauração de tarefas de papéis, e atividades. *The American Journal of Occupational Therapy,* 2002; 56(3): 250-259.

16. Hui-ing M. e Trombly C.A., Uma síntese dos efeitos do trabalho terapia para pessoas com AVC, Parte II: Remediação de deficiências, *The American Journal of Occupational Therapy* 2002; 56(3): 250-259.

17. *Reabilitação Física, Avaliação e Tratamento.* 4ª edição, Susan B O' Sullivan e Thomas J Schmitz: pp 545-562.

18. Standring: Gray's Anatomy 39e - Chapter 17: Vascular Supply of the Brain. pp 295-305. www.graysanatomyonline.com; Elsevier Ltd 2005.

19. Susan B O'Sullivan, Thomas J Schmitz: Reabilitação Física, 5ª. editar; Capítulo 18- Stroke. pp 705-776. Publicação Jaypee.

20. Sara Cuccurullo: Revisão do Conselho de Medicina Física e Reabilitação, Capítulo 1- Stroke. pp. 1-46. Demos Publicação Médica.

21. Wade S. Smith, S. Claiborne Johnston, Donald Easton: Harrison's Princípios da Medicina Interna - 16ª edição: Vol-2, pp.2372-2393.

22. Jeanette Mitchell. Uma Medição da Função da Mão no Normal Criança e Cerebral Palsied Child. *Aust. J Physiother,* XXII, 4, 1976.

23. Anne Shumway Cook, Marjorien Woollacott: Motor Control- Translating Research into Clinical Practice; 4ª edição; Capítulo 16, 17. Wolter Kluwer e Williams e Wilkins.

24. www.medterms.com/script/main/art.asp?articlekey=40362

25. Charles, J. e Gordon, A.M. (2005). "A critical review of constraint- terapia de movimento induzido e uso forçado em crianças com hemiplegia". Plasticidade Neural 12: 245-61.

26. Taub E, Miller NE, Novack TA, et al. Técnica para melhorar a qualidade de vida crônica   Défice motor após o AVC. *Arch Phys Phys Rehabil* 1993;74:347-54.

27. Kunkel A, Kopp B, Muller G, et al. Movimento induzido por restrições terapia para recuperação motora em pacientes com acidente vascular cerebral crônico. *Arco Físico Med Rehabil* 1999;80:624-8.

28. Miltner WHR, Bauder H, Sommer M, Dettmers C, Taub E. Efeitos de terapia de movimento induzido por restrições em pacientes com motor crônico défices após o AVC: uma replicação. *Acidente vascular cerebral* 1999; 30:586-92.

29. Taub, E.; Morris, D.M. (2001). "Constrain-induced movement therapy para melhorar a recuperação após o derrame". Relatórios atuais de Aterosclerose 3(4):279-86.

30. Duncan PW. Síntese de ensaios de intervenção para melhorar a recuperação motora após o golpe. *Reabilitação do AVC Superior.* 1997; 3:1–20.

31. Taub E. Somatosensory deafferentation research with monkeys: implicações para a medicina de reabilitação. Em: Ince LP, ed. Comportamental Psicologia em Medicina de Reabilitação: Aplicações clínicas. Nova Iorque, NY: Williams e Wilkins; 1980:371- 401.

32. Taub E. Movimento em primatas não humanos privados de somatossensoriais feedback. Exerc Sport Sci Rev. 1977; 4:335-374.

33. Taub E, Crago JE, Uswatte G. Terapia de movimento induzido por esforço constante: uma nova abordagem ao tratamento na reabilitação física. Reabilitação Psicol. 1998;43:152–170.

34. Andrews K, Stewart J. Stroke Recovery: ele pode, mas será que pode? Rheumatol Rehabil. 1979; 18:43– 48.

35. Taub E, Pidikiti RD, DeLuca SC, Crago JE. Efeitos do motor restrição de uma extremidade superior não danificada e treino para melhorar tarefas funcionais e alteração de comportamentos cerebrais. In: Toole JF, Good DC, eds. *Imagem em Reabilitação Neurológica.* Nova Iorque, NY: Demos Vermande; 1996: 133-154.

36. Taub E, Crago JE, Uswatte G. Movimento induzido pelo esforço terapia: uma nova abordagem ao tratamento na reabilitação física.   *Rehabil   Psychol.* 1998;43:152–170.

37. Liepert J, Miltner W, Bauder H, Sommer M, Dettmers C, Taub E, Weiller C. Plasticidade do córtex motor durante o movimento induzido por restrições terapia em pacientes com acidentes vasculares cerebrais. *Neurosci Lett.* 1998; 250:5– 8.

38. Terapia com espelhos/intervenção do motor do acidente vascular cerebral: Um site sobre o AVC reabilitação; strokengine.ca/intervenção/index.php

39. Yavuzer G, Selles R, et al. A terapia com espelhos melhora o funcionamento das mãos em golpe subagudo: um ensaio controlado aleatório. Reabilitação de Arco Físico Med 2008; 89:393-8.

40. Ramachandran VS, Rogers-Ramachandran D. Synaesthesia em membros fantasmas induzidos com espelhos. Proc R Soc Lond B Biol Sci. 1996; 263:377-86.

41. Ramachandran VS, Hirstein W. A percepção de membros fantasmas. O D. O. Hebb palestra. Cérebro 1998; 121:1603-30.

42. McCabe CS, Haigh RC, Ring EF, Halligan PW, Wall PD, Blake DR. A estudo piloto controlado da utilidade da alimentação visual do espelho - de volta ao tratamento da síndrome da dor regional complexa (tipo 1). Reumatologia (Oxford) 2003; 42:97-101.

43. Moseley GL. A imagem motora graduada é eficaz para imagens de longa data síndrome da dor regional complexa: um ensaio aleatório controlado. Dor 2004; 108:192-8.

44. Rosen B, Lundborg G. Treinamento com um espelho na reabilitação da mão. Scand J Plast Reconstruir Surg Hand Surg 2005; 39:104-8.

45. Subeyaz, S., Yavuzer, G., Sezer, N., Koseoglu, F. (2007). Mirror Terapia Melhora a Recuperação Motora de Baixa Extremidade e Motor Funcionamento após o AVC: Um ensaio controlado aleatório, Arquivos Medicina Física e Reabilitação, Volume 88.

46. Wegner, D. M. (1994). Ironicamente, processos de controle mental. Revisão Psicológica, 101.

47. Rizzolatti, Giacomo; Craighero, Laila - em nome da revista - Revista Anual de Neurociência, nome de estudo - "O sistema de neurónios-espelho" ano 2004, Volume 1, n° 27, pág. n°. 169–192.

48. Keysers, Christian - In Journal- Current Biology with study name-" Mirror Neurons" in 2005 Volume 19, edição (21): pg. no .971-973.   Rizzolatti, Giacomo; Fadiga, Luciano In Journal- Neuron Mirror   ativação em 1999. Volume 1, número de emissão. 137:Pg. no. 85-100.

49. Platz T, Eickhof C, van Kaick S, et al. Impaciente treinamento ou terapia Bobath para paresia grave do braço após acidente vascular cerebral: um ensaio aleatório controlado mono-cego e multicêntrico. Reabilitação Clínica 2005;19:714-24.

50. Anel H, Rosenthal N. Estudo controlado da neuroprótese funcional estimulação eléctrica na reabilitação pós-acidente subaguda. J Reabilitação Med 2005; 37:32-6.

51. Masiero S, Celia A, Rosati G, Armani M. Robótico-assistido   Reabilitação do membro superior após acidente vascular cerebral agudo. Arco Físico Med Rehabil 2007; 88:142-9.

52. Summers JJ, Kagerer FA, Garry MI, Hiraga CY, Loftus A, Cauraugh   JH. Treinamento de movimento bilateral e unilateral na função dos membros superiores   em doentes com AVC crónico: um estudo de TMS. J Neurol Sci 2007; 252:76-82.

53. Prange GB, Jannink MJ, Groothuis-Oudshoorn CG. Sistemático revisão   do efeito da terapia com auxílio de robôs na recuperação do   braço   hemiparético após o AVC. J Rehabil Res Dev 2006; 43:171-84.

54. Dohle C, Pullen J, et al. A Terapia Espelho Promove a Recuperação de Hemiparesia   severa: Um   julgamento   controlado   aleatorizado. *Neurorreabilitação e Reparação Neural.* 2009

55. Baby F, Babu V, et al. Eficácia da terapia do espelho como um lar programa em Reabilitação da função da mão em curso subagudo. International Journal of Physiotherapy and Research, Int J Physiother Res 2014, Vol 2(1):365-71. ISSN 2321-1822.

56. Khanal D, Singaravelan RM, e Khatri SM. Eficácia da pélvica   técnica proprioceptiva de facilitação neuromuscular sobre a facilitação de Movimento do tronco em pacientes com AVC hemiparético. IOSR-JDMS, ISBN. 2013. Volume 3, Edição 6. P 29-37.

57. Bonifer NM, Anderson KM, Arciniegas DB. Constrição induzida por   terapia de movimento após acidente vascular cerebral: eficácia para pacientes com o

mínimo   capacidade motora de extensão superior. Arch Phys Med Rehabil 2005;86:1867-   73.

58. Iwamuro BT, Fischer HC, e Kamper DG. Um Estudo Piloto para Avaliar Uso de viés de extensão passiva para facilitar o movimento dos dedos para Prática de Tarefas Repetitivas após o AVC. *Reabilitação do AVC Superior 2011;*18(4):308–315.

59. Taub E. Somatosensory deafferentation research with monkeys: implicações para a medicina de reabilitação. In: Ince LP, editor. Comportamental psicologia em medicina de reabilitação: aplicações clínicas. Nova York: Williams & Wilkins; 1980. p. 371-401.

60. Taub E. Movimento em primatas não humanos privados de somatossensoriais feedback. Exerc Sport Science Rev 1976;4: 335-74.

61. Wilkinson PR, Wolfe CD, Warburton FG, Rudd AG, Howard RS, Ross-Russell RW, et al. Um acompanhamento a longo prazo de pacientes com AVC. Stroke 1997;28:507-12.

62. Schaechter JD, Moore CI, Connell BD, Rosen BR, Dijkhuizen RM. Plasticidade estrutural e funcional no córtex somatossensorial de pacientes com acidentes vasculares cerebrais crónicos. Cérebro 2006;129(Pt 10):2722-33.

63. Dancause N, Barbay S, Frost SB, Plautz EJ, Chen D, Zoubina EV, etc. al. Extensa renovação cortical após lesão cerebral. J Neuroci 2005; 25:10167-79.

64. Levy, C.E., Nichols, D.S., Schmalbrock, P.M. American Journal of Medicina, 2001- journals.lww.com

65. Dromerick A, Edwards D, et al. Faz a Aplicação de Constraint- Terapia de Movimento Induzido Durante Reabilitação Aguda Reduzir Braço Prejuízo após derrame isquémico? *AVC.* 2000; 31: 2984-2988.

66. Wu C., Chen C., Tsai W., Lin K. - Arquivos de medicina física e reabilitação, 2007.

67. Fadiga L, Craighero L. Electrofisiologia da representação da acção. J Clin Neurophysiol 2004;21:157-69.

68. Garry MI, Loftus A, Summers JJ. Mirror, espelho na parede: vendo um o reflexo espelhado dos movimentos unilaterais da mão facilita o ipsilateral M1 excitabilidade. Exp Brain Res 2005; 163:118-22.

69. **Peurala SH, Kantanen MP, Sjogren T, Paltamaa J, Karhula M, Heinonen A.** Eficácia da terapia de movimento induzido por restrição na actividade e participação após o AVC: uma revisão sistemática e meta-análise de ensaios controlados aleatórios. Clin Rehabil 2012; 26:209-23.

70. **Yoon J, Koo B, et al.** Efeito da Terapia de Movimento Induzido por Constrição e terapia de espelho para pacientes com AVC subagudo. Ann Rehabil Med 2014; 38(4):458-466.

71. **Jang SH, Kim YH, et al.** Reorganização cortical induzida por tarefa treinamento orientado em pacientes com acidente vascular encefálico hemiplégico crônico. Neuroreport 2003; 14(1): 137-141.

72. **Wu C, Huang P.** Efeitos da Terapia com Espelhos sobre o Motor e o Sensorial Recuperação em Chronic Stroke: Um julgamento controlado aleatorizado. Arquivos de Medicina Física e Reabilitação 2013.

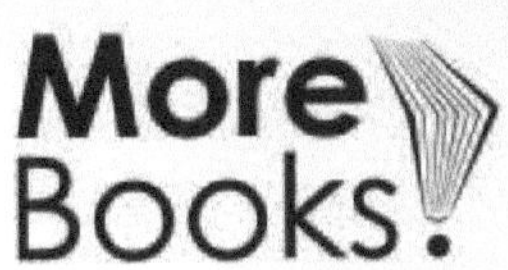

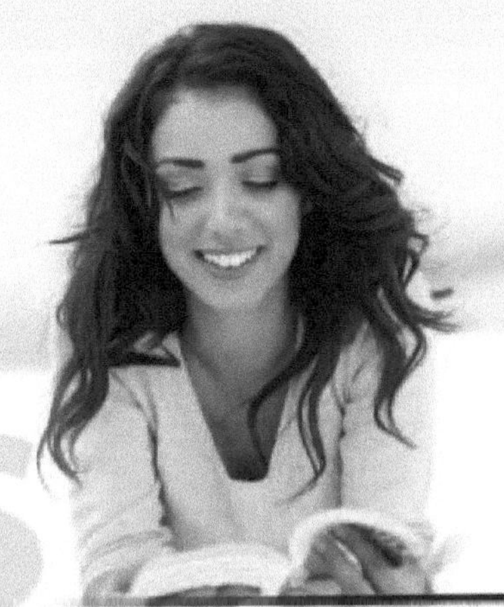

yes
I want morebooks!

Buy your books fast and straightforward online - at one of world's fastest growing online book stores! Environmentally sound due to Print-on-Demand technologies.

Buy your books online at
www.morebooks.shop

Compre os seus livros mais rápido e diretamente na internet, em uma das livrarias on-line com o maior crescimento no mundo! Produção que protege o meio ambiente através das tecnologias de impressão sob demanda.

Compre os seus livros on-line em
www.morebooks.shop

KS OmniScriptum Publishing
Brivibas gatve 197
LV-1039 Riga, Latvia
Telefax: +371 686 204 55

info@omniscriptum.com
www.omniscriptum.com

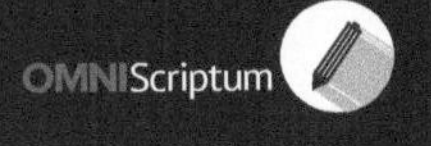

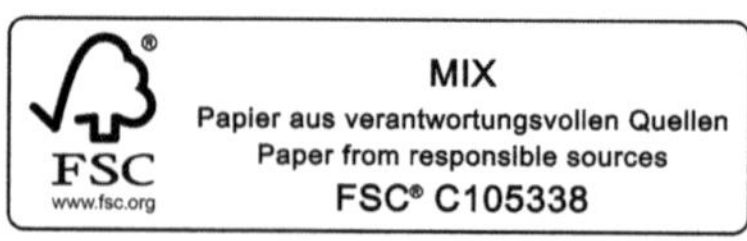

Printed by Books on Demand GmbH, Norderstedt / Germany